Selina Eder

Cuidados paliativos para os sem-abrigo

Selina Eder

Cuidados paliativos para os sem-abrigo

Experiências, percepções e desejos das pessoas sem-abrigo e dos prestadores de cuidados

ScienciaScripts

Imprint

Cover image: www.ingimage.com

This book is a translation from the original published under ISBN 978-620-0-44970-2.

Publisher:
Sciencia Scripts
is a trademark of
Dodo Books Indian Ocean Ltd. and OmniScriptum S.R.L publishing group

120 High Road, East Finchley, London, N2 9ED, United Kingdom
Str. Armeneasca 28/1, office 1, Chisinau MD-2012, Republic of Moldova, Europe
Printed at: see last page
ISBN: 978-620-8-28245-5

Conteúdo

Resumo ... 2
CAPÍTULO 1 ... 4
CAPÍTULO 2 ... 11
CAPÍTULO 3 ... 18
CAPÍTULO 4 ... 32
CAPÍTULO 5 ... 41
Bibliografia ... 43
Apêndice ... 47

Resumo

Antecedentes: As pessoas afectadas pelo fenómeno dos sem-abrigo sofrem frequentemente de doenças avançadas e incuráveis e necessitam de cuidados paliativos. No entanto, o acesso a estes cuidados é-lhes frequentemente negado por diversas razões. O objetivo desta tese é apresentar num único trabalho as percepções, os desejos e as experiências dos cuidados paliativos na perspetiva dos prestadores de cuidados e dos próprios sem-abrigo.

Questão de investigação: Quais são as experiências, percepções e desejos das pessoas sem-abrigo relativamente aos seus cuidados paliativos e como é que os prestadores de cuidados os encaram?

Métodos: Foi realizada uma pesquisa estruturada da literatura nas bases de dados Pubmed e CINAHL, bem como uma pesquisa manual no Google Scholar, entre outubro de 2023 e fevereiro de 2024. Os títulos, resumos e textos completos dos estudos foram então analisados utilizando os critérios de inclusão e exclusão previamente definidos, que foram criados utilizando a ferramenta SPIDER. Utilizando o formulário de avaliação de Behrens e Langer, os quatro estudos previamente identificados foram avaliados quanto à sua qualidade e incluídos neste documento.

Resultado: Dos 128 resultados da pesquisa bibliográfica estruturada, quatro estudos qualitativos foram incluídos nesta revisão da literatura para responder à questão de investigação. As diretrizes de Thomas e Harden para a análise temática foram utilizadas para compilar grupos temáticos adequados. Cinco temas principais emergiram desta análise: Local de morte, acesso a cuidados paliativos e a instalações de cuidados, desafios na prestação de cuidados a doentes de cuidados paliativos sem-abrigo, medos e desejos dos sem-abrigo relativamente aos seus cuidados paliativos e estratégias de enfrentamento.

Conclusão: O acesso aos cuidados paliativos por parte dos sem-abrigo

é limitado. É necessária uma maior presença de serviços de saúde em albergues, formação do pessoal dos abrigos para sem-abrigo e uma maior colaboração multidisciplinar para melhorar os cuidados paliativos para esta população.
Palavras-chave: prestadores de cuidados, pessoas sem-abrigo, cuidados paliativos, percepções

CAPÍTULO 1

1. Introdução

Em primeiro lugar, o enquadramento teórico do tema da investigação é explicado em mais pormenor. Em seguida, discute-se a situação-problema, a relevância da enfermagem, a lacuna da investigação e o objetivo deste trabalho.

1.1 Cuidados paliativos

Cerca de 80.000 pessoas morrem na Áustria todos os anos. Destas 80.000 pessoas, 16.000 necessitam de cuidados paliativos especializados (Hospiz Osterreich, 2015). Os cuidados paliativos são compostos por medicina paliativa e cuidados paliativos. Enquanto a medicina paliativa se centra quase exclusivamente nos aspectos médicos dos cuidados, os cuidados paliativos centram-se nos cuidados de enfermagem e noutras necessidades dos doentes. O objetivo não é curar os doentes (Rosenberg, 2016), mas sim melhorar a qualidade de vida dos doentes e das suas famílias quando são confrontados com os desafios de uma doença terminal (OMS, 2002). No entanto, os cuidados paliativos não são apenas prestados a doentes com uma doença grave, mas também a pessoas que chegaram ao fim da sua vida na sequência de um acidente, por exemplo (Rosenberg, 2016).

Outro objetivo dos cuidados paliativos é reconhecer e aliviar a dor e outras queixas físicas suficientemente cedo (OMS, 2002). Para o efeito, pode ser utilizada uma combinação de diferentes analgésicos. Os cuidados paliativos também podem assumir a forma de terapias. Um exemplo é a quimioterapia paliativa. Trata-se de uma forma de tratamento em que são administrados ao doente fármacos citostáticos que não se destinam a curar um carcinoma, mas sim a reduzir a dor e outro desconforto físico. Outro efeito positivo possível é o facto de a administração de quimioterapia paliativa poder atrasar o crescimento dos tumores (Rosenberg, 2016).

Outros sintomas que os doentes podem sentir, como problemas respiratórios ou náuseas, são incluídos nos cuidados paliativos e aliviados ou, na melhor das hipóteses, totalmente evitados. Este controlo dos sintomas visa, por sua vez, melhorar a qualidade de vida (Rosenberg, 2016). O apoio psicológico e espiritual também está integrado nos cuidados paliativos (OMS, 2002). O objetivo é prevenir ou pôr termo aos estados de espírito depressivos, à ansiedade e ao sofrimento emocional. Através destes e de outros apoios, o objetivo é permitir que os doentes vivam confortavelmente, sem dor e sem medo, até à morte (Rosenberg, 2016). No entanto, a abordagem dos cuidados paliativos não oferece apenas apoio aos doentes, mas também aos seus familiares. No entanto, esta abordagem não apressa nem atrasa a morte (OMS, 2002). Trata-se de melhorar o tempo restante (Rosenberg, 2016) e de reconhecer que a morte é um curso natural da vida (OMS, 2002).

1.2 Sem-abrigo

Na União Europeia, o número de pessoas sem-abrigo aumentou significativamente nos últimos dez anos (Comissão Europeia, n.d.). Em 2021, o número de pessoas sem-abrigo registadas na Áustria era de 19 450, o que representa o número mais baixo desde 2011. Desde 2017, o número de pessoas sem-abrigo registadas tem continuado a diminuir (Mohr, 2024).

Uma pessoa é considerada sem-abrigo se estiver a viver na rua ou em locais públicos, como parques ou debaixo de pontes, que não possam ser considerados espaços de habitação ou alojamento. Também são consideradas sem-abrigo as pessoas que não têm residência fixa e que, por isso, permanecem em abrigos de emergência durante um período de tempo limitado. No entanto, não se deve confundir "sem-abrigo" com "sem-abrigo". O termo "sem-abrigo" refere-se a pessoas que vivem em instalações onde a duração da estadia é limitada e, por conseguinte, não há possibilidade de viverem aí permanentemente. Exemplos disto são os refúgios para mulheres, os abrigos transitórios, os asilos e os albergues (FEANTSA, 2005).

1.3 Situação problemática

O fenómeno dos sem-abrigo é uma das formas mais radicais de isolamento social e tem um impacto significativo na saúde física e mental e no bem-estar das pessoas (Comissão Europeia, n.d.). Além disso, o fenómeno dos sem-abrigo conduz à morte precoce, aumentando assim a taxa de mortalidade. A esperança média de vida dos sem-abrigo é de 47 anos, enquanto as mulheres sem-abrigo vivem apenas até aos 43 anos (Bethan, 2012). Em comparação, a esperança média de vida na Áustria é de 78,3 anos para os homens e de 83,3 anos para as mulheres (Statistik Austria, 2023). Não estão disponíveis dados mais recentes sobre a esperança de vida das pessoas sem-abrigo. Para garantir a comparabilidade, foram utilizados os dados de 2012 para a esperança média de vida da população austríaca.

Uma das razões pelas quais as pessoas sem abrigo têm uma esperança de vida tão baixa é a co-morbilidade. Os sem-abrigo no Reino Unido sofrem de uma grande variedade de doenças mentais e físicas. Estas incluem doenças respiratórias, gastrointestinais, articulares e musculares. Há também problemas com os olhos ou com a dentição. A depressão é muito comum entre os sem-abrigo. Mais de uma em cada três pessoas sem-abrigo no Reino Unido sofre desta doença (Homeless link, 2014). Outros problemas, como uma alimentação inadequada

Os problemas de nutrição, higiene pessoal e sono são também muito comuns entre as pessoas que vivem em situação de sem-abrigo. A isto junta-se o acesso problemático aos cuidados de saúde e a adesão geralmente limitada ao tratamento, que têm um impacto negativo adicional na saúde da população sem-abrigo (Bethan, 2012).

Os sem-abrigo sofrem mais frequentemente de doenças físicas do que a população em geral. Em particular, os problemas de visão, os problemas respiratórios e os problemas articulares e musculares são muito comuns entre os sem-abrigo. Só no caso de problemas cardiológicos é que a população em geral é mais frequentemente afetada do que os sem-abrigo. As doenças mentais também afectam mais os sem-abrigo do que a população em geral. Em termos de doença mental, a depressão é a doença mental mais comum entre os sem-abrigo, representando 33%. A distribuição percentual da depressão na população em geral, por outro lado, é de apenas 3%. Outras doenças mentais comuns entre os sem-abrigo são as perturbações de personalidade, a esquizofrenia e a perturbação de stress pós-traumático (Homeless link, 2014). Outro problema que é comum entre os sem-abrigo é a dependência (OEDT, 2023). As dependências relacionadas com o álcool ou as drogas são particularmente comuns. No estudo da Homeless link (2014), 39% dos sem-abrigo inquiridos afirmaram consumir drogas ou ter um problema com drogas do qual estavam a recuperar. A cannabis é considerada a droga mais comum entre a população sem-abrigo, com uma taxa de consumo de 64% dos participantes inquiridos. Outras substâncias aditivas consumidas são os medicamentos sujeitos a receita médica, as anfetaminas e as benzodiazepinas. A heroína também é frequentemente consumida pelos sem-abrigo. A taxa de consumo é de 27% entre os sem-abrigo. 27% dos 10 sem-abrigo têm ou tiveram um problema com o álcool.

pessoas sem-abrigo que participaram neste estudo. Uma em cada seis pessoas sem-abrigo declarou consumir álcool diariamente (Homeless link, 2014).

As pessoas que vivem em situação de sem-abrigo e que também sofrem de uma doença mental fazem parte dos grupos marginalizados da sociedade com muitos estigmas (OEDT, 2023). São precisamente estes estigmas, a discriminação e as experiências negativas anteriores com os serviços do sistema de saúde que levam a uma perda de confiança noutros prestadores de cuidados de saúde (Lamb et al. 2012) e representam também um grande obstáculo em termos de acesso a estes prestadores de serviços (OEDT, 2023).

1.4 Relevância dos cuidados e lacunas na investigação

Os sem-abrigo são também uma parte da sociedade que pode necessitar de serviços de cuidados paliativos no final da sua vida. É particularmente importante que sejam aceites no seu modo de vida. Embora alguns sem-abrigo possam lutar contra a dependência, o objetivo dos cuidados paliativos não é tratá-los, mas sim garantir que sejam aceites com a sua dependência. Os sem-abrigo podem sentir emoções negativas, como o ressentimento em relação às instituições de saúde, o que os pode levar a evitar instituições como os hospícios, apesar de poderem proporcionar alívio dos seus sintomas. Outro aspeto importante é o fornecimento de medicação paliativa para controlo dos sintomas, mesmo que isso possa ter um impacto positivo numa dependência existente (Gerhard, 2015).

O Código Deontológico dos Enfermeiros sublinha igualmente a relação entre os cuidados de enfermagem e o respeito pelos direitos humanos. Sublinha igualmente o direito à dignidade e ao tratamento respeitoso a que todas as pessoas têm direito.

O que se segue está escrito no Código de Ética para a Enfermagem:

"A prestação de cuidados de saúde é caracterizada pelo respeito dos direitos humanos, incluindo os direitos culturais, o direito à vida e à liberdade de escolha, o direito à dignidade e a um tratamento respeitoso. Os cuidados respeitam a idade, a cor, a cultura, a filiação cultural, a deficiência ou doença, o género, a orientação sexual, a nacionalidade, a política, a língua, a etnia, as crenças religiosas ou espirituais, o estatuto jurídico, económico ou social e são prestados sem discriminação com base nestas caraterísticas." (ICN, 2021).

Pode, portanto, deduzir-se do Código de Ética que as pessoas que estão a morrer e as pessoas com uma doença terminal têm direito a morrer em circunstâncias dignas. Por morte compassiva entende-se o alívio de sintomas como a falta de ar, a dor ou as náuseas. A liberdade de escolha é também uma parte importante do código de ética. Esta inclui, entre outras coisas, o autocontrolo. Neste caso, as pessoas em fim de vida podem ter uma palavra a dizer no processo de cuidados e apoio. Isto pode aliviar sintomas físicos como a ansiedade causada pela perda de controlo, por exemplo, através da inconsciência. Outro ponto de autonomia seria a manutenção da mobilidade durante o maior tempo possível (Office of the Bioethics Commission, 2015).

Para melhorar os cuidados paliativos para os sem-abrigo, é necessário compreender melhor a sua situação de vida. Os seus medos e preocupações em relação à sua morte iminente também precisam de ser explorados em mais pormenor. Quais são as preocupações que ainda têm e sobre as quais talvez não tenham pensado antes. Mas também os desejos que os preocupam nesta fase das suas vidas (Webb et al., 2020). É também importante explorar a forma como as pessoas sem-abrigo percepcionam atualmente os seus cuidados paliativos e as experiências que tiveram até agora (Shulman et al., 2018). As percepções dos cuidadores sobre os cuidados paliativos para as pessoas sem-abrigo também são importantes para que a prestação de cuidados possa ser optimizada. Isto pode minimizar as barreiras ao acesso aos cuidados paliativos para um grupo populacional particularmente vulnerável (McNeil etal., 2012).

1.5 Objectivos e questão de investigação

Tanto quanto é do conhecimento do autor, existem poucas revisões sobre cuidados paliativos para pessoas sem-abrigo. A descrição das experiências, percepções e desejos dos sem-abrigo sobre os seus cuidados paliativos, na perspetiva dos próprios sem-abrigo e dos prestadores de cuidados que deles cuidam, não é apresentada em nenhum trabalho. O objetivo desta tese de licenciatura é colmatar esta lacuna e mostrar as experiências, percepções e desejos das pessoas sem-abrigo sobre os seus cuidados paliativos e a perspetiva dos prestadores de cuidados nesta tese.

Isto conduz à seguinte questão de investigação:

Quais são as experiências, as percepções e os desejos dos sem-abrigo

das pessoas sem-abrigo sobre os seus cuidados paliativos e qual é a opinião dos prestadores de cuidados sobre o assunto?

CAPÍTULO 2

2. Metodologia

Este capítulo descreve o procedimento metodológico da pesquisa bibliográfica estruturada, incluindo os critérios de inclusão e exclusão. A ferramenta de avaliação de Behrens e Langer (2010) foi utilizada para verificar a qualidade dos estudos. O processo de seleção da literatura é explicado e apresentado utilizando a declaração PRISMA de acordo com Moher (2009). A apresentação da pesquisa bibliográfica serve para enfatizar a compreensibilidade dos resultados e aumentar a sua credibilidade (Booth et al., 2016).

2.1 Pesquisa bibliográfica

Para responder à questão de investigação, foi realizada uma pesquisa bibliográfica sistemática no período de outubro de 2023 a fevereiro de 2024. No início, foi realizada uma pesquisa aproximada no Google Scholar com as palavras-chave "cuidados paliativos" e "sem-abrigo" para obter uma visão geral da situação atual da investigação. Foram depois acrescentadas outras palavras-chave à cadeia de pesquisa, através da análise de numerosos artigos e estudos. Estes termos são explicados com mais pormenor na secção 2.3 Estratégia de pesquisa. A cadeia de pesquisa foi então utilizada para efetuar uma pesquisa nas bases de dados Pubmed e CINAHL relevantes para a enfermagem, bem como outra pesquisa manual no Google Scholar.

As palavras-chave foram formuladas utilizando a ferramenta SPIDER de Cooke, Smith e Booth e resultam da questão de investigação descrita acima (Cooke et al., 2012).

S - Amostra: Doentes e prestadores de cuidados sem abrigo

PI - Fenómeno de Interesse: Experienciar os cuidados paliativos de pessoas sem-abrigo

D - Conceção: Entrevistas, observações, debates

E - Avaliação: Experiências de doentes e prestadores de cuidados de saúde sem-abrigo relativamente aos cuidados paliativos para pessoas sem-abrigo

R - Investigação: resultados da investigação qualitativa, tais como estudos fenomenológicos, estudos qualitativos descritivos, teoria fundamentada, etnografia

2.2 Critérios de inclusão e exclusão

Neste capítulo, são explicados com mais pormenor os critérios de inclusão e exclusão e a estratégia de pesquisa exacta que foi tida em conta na pesquisa da literatura nas bases de dados supramencionadas. A Tabela 1 mostra os critérios de inclusão e exclusão que foram definidos para a pesquisa estruturada da literatura. A língua dos estudos foi limitada ao alemão e ao inglês. Outro critério de inclusão foi o de incluir apenas pessoas que tivessem concluído a formação em enfermagem. Isto inclui auxiliares de enfermagem, auxiliares de enfermagem especializados e enfermeiros qualificados. Além disso, os sem-abrigo que vivem em habitações instáveis também foram incluídos no grupo de pessoas. Para além disso, a idade da população do estudo foi fixada em 18 anos ou mais. Uma vez que este estudo se preocupa com o registo de percepções e experiências, foram excluídos os estudos quantitativos.

	Critérios de inclusão	**Critérios de exclusão**
Grupo de pessoas	- Pessoas sem-abrigo - Pessoal de enfermagem (PA, PFA, DGKP)	- Pessoas em condições de habitação estável - Outras profissões do sector da saúde
Faixa etária	- >18 anos	- <18 anos
Conceção da	Estudos primários	Quantitativo

investigação	qualitativos, tais como - Teoria Fundamentada - Estudos fenomenológicos - Estudos qualitativos descritivos - Entrevistas	Estudos primários, tais como - RCT'S - CCT's - Estudos de coorte
Língua	- Alemão e inglês	- Todas as outras línguas

Quadro 1: Critérios de inclusão e exclusão

2.3 Estratégia de pesquisa

Foram definidas palavras-chave adequadas para que todos os artigos de estudos relevantes pudessem ser identificados nas duas bases de dados acima mencionadas. As palavras-chave foram: enfermeiro, pessoa sem-abrigo, cuidados paliativos e qualitativo. A fim de filtrar todos os estudos de investigação qualitativa, a palavra-chave qualitativa foi substituída por palavras-chave de investigação qualitativa, tais como desejo, perceção, medo, tristeza. Isto pode ser visto na cadeia de pesquisa e na Tabela 2 Palavras-chave e sinónimos. Foram acrescentados sinónimos adicionais à cadeia de pesquisa para aumentar o número de resultados dos estudos. As palavras-chave são apresentadas na tabela seguinte.

Palavras-chave	Plural	Sinónimos
enfermeira	Enfermeiras	enfermagem
Sem-abrigo	Pessoas sem-abrigo	sem-abrigo
Qualitativo	Desejo, vontade, pedido, medo, ansiedade, problema, tristeza, cuidado,	Desejos, vontades , pedidos, medos, ansiedades, problemas,

	problema, perceção, sentido, cognição, percipiência, consciência	tristezas, preocupações, problemas, percepções, sentidos, cognições, percipiências, consciências
Cuidados paliativos		Cuidados terminais, cuidados no fim da vida

Quadro 2: Palavras-chave e sinónimos

Por fim, as palavras-chave são ligadas com os operadores booleanos "OR" e "AND". Além disso, os truncamentos (*) são definidos numa base de dados para incluir todas as terminações de palavras na pesquisa. Isto resultou na seguinte cadeia de pesquisa para a Pubmed:

(nurs*) AND ("homeless persons" OR homelessness) AND (desire* OR wish* OR request* OR fear* OR anxiety OR anxieties OR trouble* OR sorrow* OR care* OR problem* OR perception OR sense* OR cognation* OR percipience* OR awareness*) AND ("palliative care" OR "terminal care" OR "end of life care")

Esta cadeia de pesquisa foi utilizada para a CINAHL:

nurse OR nurses OR nursing AND homeless persons OR homelessness AND desire OR desires OR wish OR wishes OR requests OR fear OR fears OR anxiety OR anxieties OR trouble OR troubles OR sorrow OR sorrows OR care OR cares OR problem OR problems OR perception OR perceptions OR sense OR senses OR cognation OR cognitions OR percipience OR percipiences OR awareness OR awarenesses AND palliative care OR terminal care OR end of life care

Obteve-se um total de 127 resultados nas bases de dados Pubmed e CINAHL. A Pubmed foi responsável por 72 resultados e a CINAHL por

55 resultados. Além disso, foi efectuada uma pesquisa manual no Google Scholar, onde foi encontrado mais um resultado. Além disso, foram examinadas listas de referências adequadas, mas não foram encontrados outros resultados. Este processo de pesquisa permitiu, assim, identificar 128 resultados. Depois de eliminados os duplicados (18), restaram 110 publicações para pesquisa posterior. Estas foram então analisadas quanto à sua relevância através da análise do título e do resumo. Este processo identificou 15 publicações potencialmente relevantes, que foram submetidas a uma seleção de textos completos. Como resultado, onze publicações foram excluídas devido aos critérios de exclusão previamente definidos. Assim, restaram quatro estudos primários qualitativos que satisfaziam os critérios de inclusão definidos para responder à pergunta de investigação.

Alguns dos estudos incluídos neste trabalho envolvem diferentes grupos profissionais. No entanto, a presente tese centra-se exclusivamente na perspetiva dos prestadores de cuidados e das pessoas sem-abrigo. Por conseguinte, nos estudos com diferentes perspectivas, apenas os pontos de vista dos prestadores de cuidados e dos sem-abrigo foram incluídos nos resultados. Se os resultados não puderam ser claramente atribuídos a um grupo profissional, foram excluídos. Os quatro estudos incluídos neste documento foram avaliados de forma crítica utilizando o formulário de avaliação de Behrens e Langer (2010). Foi utilizado um fluxograma PRISMA para visualizar a seleção dos estudos. Este é apresentado na figura seguinte.

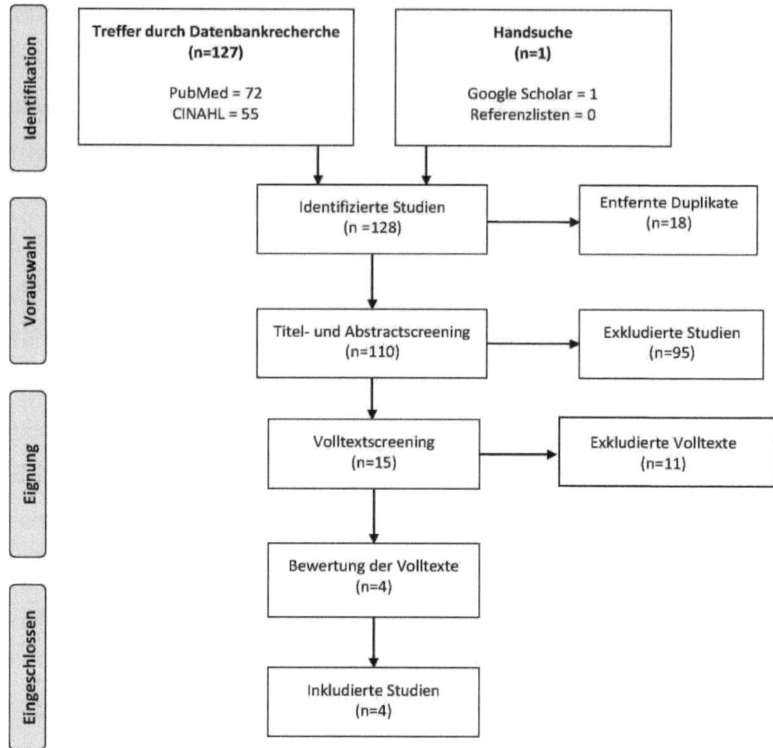

Figura 1: Fluxograma PRISMA 2009 (Moher et al. 2009)

As diretrizes de Thomas e Harden (2008) para a análise temática foram utilizadas para analisar os resultados dos estudos e compilar grupos temáticos adequados. Este processo envolveu três etapas: Em primeiro lugar, os textos completos foram pesquisados em busca de citações e resultados dos participantes para identificar diferentes áreas temáticas. Em seguida, as afirmações e os resultados identificados foram afectados aos temas previamente definidos. Por último, os temas e o seu conteúdo foram comparados, de onde resultaram cinco áreas temáticas descritivas (Thomas & Harden, 2008). Estes temas são os seguintes: Local preferido para morrer, acesso a cuidados paliativos e instalações de cuidados, desafios no cuidado de doentes paliativos sem-abrigo, medos e desejos das pessoas sem-abrigo relativamente aos seus cuidados paliativos e estratégias de coping.

2.5 Avaliação dos estudos

Os estudos incluídos nesta tese de licenciatura foram avaliados quanto à sua qualidade utilizando a ficha de avaliação de Behrens e Langer (2010). Com base nas doze questões contidas nesta ficha de avaliação, foram analisadas a credibilidade, o valor informativo e a aplicabilidade. Além disso, esta avaliação visa avaliar os estudos qualitativos de uma perspetiva científica no que diz respeito à sua objetividade e transparência (Behrens et al., 2022). Os quatro estudos incluídos nesta tese foram objeto de uma avaliação crítica. Uma descrição pormenorizada da sua qualidade e bondade pode ser encontrada na secção de discussão. O formulário de avaliação de Behrens e Langer (2010) encontra-se em anexo.

CAPÍTULO 3

3. Resultados

Este capítulo apresenta os resultados dos estudos incluídos. Para o efeito, as caraterísticas dos estudos são apresentadas graficamente no início, na Tabela 3. Isto proporciona uma apresentação estruturada e clara da informação substantiva. A tabela está organizada da seguinte forma: Autor, ano de publicação, país de publicação, objetivo, contexto e amostra, método e resultados.

3.1 Caraterísticas do estudo

Autor:dentro ; Ano de publicação e país	Título	Objetivo	Definição e Amostra	Método	Resultados
Shulman Caroline, Hudson Briony F., Low Joseph, Hewett Nigel, Daley Julian, KennedyPeter , Davis Sarah, Brophy Niamh, Howard Diana, Vivat Bella, Stone Patrick (2018) Reino Unido	Cuidados em fim de vida para os sem-abrigo pessoas: A análise qualitativa que explora os desafios de acesso e prestação de cuidados paliativos	Este estudo examinou as perspectivas e Experiências de Os sem-abrigo, os empregados do Ajuda aos sem-abrigo e Prestadores de cuidados de saúde n no que respeita a Apoio a pessoas sem-abrigo com avançado Doença e desenvolveram propostas para a Melhoria do Fornecimento.	Amostra: pessoas sem-abrigo (n=28), antigos sem-abrigo (n=10), serviços sociais e de saúde serviços sociais (n=48), empregados de centros de emergência para dormir (n=30) e assistentes sociais (n=10). Todos os participantes são sem-abrigo ou trabalham com Pessoas sem-abrigo num dos três bairros de Londres	Conceção: mais qualitativa Abordagem de investigação z Recolha de dados: entrevistas individuais semi-estruturadas e grupos de discussão	Este estudo sublinha que muitas pessoas sem-abrigo morrem em circunstâncias inaceitáveis, o que é uma preocupação crescente. Destaca os desafios da identificação de doentes em cuidados paliativos e a falta de instalações de acolhimento adequadas para os sem-abrigo, especialmente para consumo simultâneo de drogas.

Autores;	Título	Objetivo	Definição	Método	Resultados

Ano de publicação e país			e Amostra		
			juntos.		
De Veer Anke J E, StringerBarbara, Van Meijel Berne, VerkaikRenate, Francke Anneke L (2018) Países Baixos	Acesso a cuidados paliativos para pessoas sem-abrigo: vidas complexas, cuidados complexos	O objetivo deste estudo foi o de analisar em que medida as pessoas sem-abrigo têm acesso a bons cuidados paliativos.	Amostra: Pessoas sem-abrigo (n=7), assistentes sociais (n=13), médicos (n=12), enfermeiros (n=16), assistentes de cuidados (n=3) e um coordenador (n=3). assistida vida (n=1) Todos Participantes do estudo são eles próprios sem-abrigo, e	Conceção: abordagem de investigação qualitativa z Recolha de dados: Entrevistas individuais comaberto Perguntas	O estudo mostra que as pessoas sem abrigo têm frequentemente um início tardio dos cuidados paliativos devido a vários factores. A evolução da doença é Além disso , devido a várias razões, os sem-abrlgo são imprevisíveis. Mais necessidade Pessoas sem-abrigo um cuidados mais abrangentes no que respeita à dor e Controlo dos sintomas e

Autores; Ano de publicação e país	Título	Objetivo	Definição e Amostra	Método	Resultados
			estão no fim da sua vida ou trabalham diretamente com os sem-abrigo.		psicossocial e aspectos espirituais.
Webb Wendy Ann, MitchellTheresa , SnellingPaul , Nyatanga Brian (2020) Reino Unido	A vida é dura e depois morre-se: as prioridades no fim da vida de pessoas sem-abrigo no Reino Unido	O objetivo deste estudo foi analisar as Preocupações, medos, Preferências e Prioridades das pessoas sem-abrigo no Reino Unido Fim da vida.	Amostra: pessoas sem-abrigo (n=21) Todos os participantes no estudo são sem-abrigo e frequentam várias instituições. Pessoas sem-abrigo.	Conceção: Fenomenologia Recolha de dados: entrevistas individuais semi-estruturadas comaberto Perguntas	O estudo mostrou que as preocupações espirituais e práticas são de grande importância para os sem-abrigo. Além disso, os sem-abrigo têm medo de serem esquecidos e preferem morrer de repente para não precisarem de cuidados ou dos seus autodeterminação para

Autores; Ano de publicação e país	Título	Objetivo	Definição e Amostra	Método	Resultados
	profissionais de serviços	este grupo populacional.	(n=7) e prestadores de cuidados pessoais (n=4) Todos os participantes no estudo são profissionais do sector da saúde e dos serviços sociais e estão envolvidos na prestação de cuidados a pessoas sem-abrigo numa das seis cidades canadianas.		os cuidados em fim de vida das pessoas sem-abrigo. Os participantes no estudo também Recomendações susceptíveis de minimizar estes obstáculos.

Quadro 3: Caraterísticas do estudo

3.2 Local preferido para morrer

Dois dos estudos incluídos analisaram o local onde as pessoas sem-abrigo que necessitam de cuidados paliativos passarão o fim das suas vidas. No estudo de Webb et al. (2020), perguntou-se aos sem-abrigo qual o local que preferiam para os cuidados em fim de vida. Revelaram que não é o local que é importante, mas sim a atitude dos prestadores de cuidados para com eles. Os participantes afirmaram que apreciam o facto de serem tratados com gentileza e respeito. Como muitas vezes não é fácil para as pessoas afectadas confiarem nas pessoas, também é importante que se sintam à vontade com o pessoal que cuida delas e que estejam num local onde não se sintam julgadas. Uma participante referiu o abrigo de emergência como o seu local preferido, porque se sente bem tratada (Webb, 2020).

"/ Sei que é um bocado estranho... mas [preferia estar aqui] no albergue [nome do]. Porque aqui sentes-te segura e protegida (Tina - pessoa sem-abrigo) (Webb, 2020)."

No estudo de Shulman et al. (2018), os participantes do estudo também falaram sobre o seu lugar favorito para morrer. Aqui, os sem-abrigo afirmaram que o abrigo de emergência era a sua "casa". Por isso, se é aí que desejam morrer, isso deve ser possível. Sentiam que era o local onde as suas necessidades emocionais seriam melhor satisfeitas, mesmo que um hospital pudesse tratar melhor das suas necessidades físicas. No entanto, muitos viam os hospitais como um "lugar de morte". Um visitante do centro de dia relata uma conversa com um sem-abrigo doente (Shulman etal. 2018):

"Lembro-me de um tipo... o hálito dele, cheirava-se, sabia-se que ele estava doente. E eu costumava dizer-lhe: "Procura ajuda... vai para o hospital ... ele tinha um medo absoluto dos hospitais. Ele dizia 'hflc/o para o hospital, vou sair numa caixa' (Utilizador do centro de dia - Bairro B) (Shulman etal., 2018)."

3.3 Acesso a cuidados paliativos e instalações de cuidados

Outro problema com o acesso aos cuidados paliativos é o facto de a atenção se estar a desviar da recuperação. A recuperação não é possível para todos, pelo que a tónica é colocada em viver bem até à morte. Em Londres, existem albergues para sem-abrigo onde são oferecidos serviços de apoio para ajudar as pessoas na transição para outro alojamento ou para a estabilização e emprego. É difícil para o pessoal que aí trabalha reconhecer que a recuperação já não é possível. No entanto, se um sem-abrigo precisar de mais apoio devido a uma doença avançada, é difícil encontrar um lugar num lar. A pessoa sem-abrigo não preenche os critérios para um lugar num lar, muitas vezes devido à sua tenra idade. A isto juntam-se os possíveis comportamentos associados ao abuso de substâncias, o que representa um desafio adicional para os lares de idosos e hospícios. Por esta razão, é essencial que este grupo populacional recorra a estes serviços. Um enfermeiro graduado descreveu-o da seguinte forma (Shulman et al., 2018):

"A maioria dos lares de idosos tem pessoas com demência mais velhas; é que os nossos doentes não se enquadram em nenhuma destas coisas rígidas ... os próprios lares são do género "o quê?! Não queremos esta pessoa de 29 anos"... sabe? (Enfermeiro especialista - Borough C) (Shulman etal., 2018)."

Outro problema percepcionado por um prestador de cuidados no estudo de Veer et al. (2018) é o facto de as unidades de saúde serem ambivalentes em relação à prestação de cuidados a doentes sem-abrigo ou, por vezes, até relutantes em fazê-lo. Por exemplo, as unidades de saúde têm frequentemente dificuldades em lidar com o estilo de vida dos sem-abrigo, uma vez que este grupo de pessoas não está geralmente disposto a mudar os seus hábitos, por exemplo, para deixar de consumir drogas. Além disso, um enfermeiro qualificado declarou que os profissionais dos centros para sem-abrigo não sabem a diferença entre cuidados paliativos e cuidados em fim de vida. Por exemplo, o pessoal não reconhece que alguns pacientes precisam de cuidados paliativos, mesmo que não estejam na fase final das suas vidas. No entanto, um dos pontos fortes do pessoal dos centros para sem-abrigo é proporcionar um ambiente seguro aos residentes e criar uma relação de confiança com as pessoas que lá se encontram (De Veer et al., 2018). Outro prestador de cuidados considera importante que todas as instalações de cuidados de saúde e sociais, como as cozinhas de sopa ou os abrigos de emergência, que são utilizadas pelos sem-abrigo, trabalhem em conjunto. O pessoal destas organizações está em contacto permanente com este grupo populacional e, por isso, aperceber-se-ia de alterações na sua saúde e poderia então providenciar o acesso aos prestadores de cuidados de saúde necessários. Além disso, já construíram a confiança necessária com as pessoas afectadas e podem, portanto, prestar-lhes o melhor apoio possível (McNeil et al., 2012).

3.4 Desafios na prestação de cuidados a doentes paliativos sem-abrigo

Em todos os estudos incluídos, foram mencionados desafios na prestação de cuidados a doentes de cuidados paliativos sem-abrigo. Os participantes no estudo dos sem-abrigo mencionaram que se concentram nas necessidades básicas da vida quotidiana e vivem no que é conhecido como "modo de sobrevivência". Isto significa viver um dia de cada vez (Webb et al., 2020). É por isso que também têm dificuldade em falar sobre as preferências futuras relativamente aos cuidados que gostariam de receber. A seguinte citação de uma pessoa sem-abrigo expressa este facto (Shulman et al., 2018):

Muitas pessoas têm medo de pensar nisso. A maior parte das pessoas não fala sobre o assunto, não se entretém a falar sobre ele. Vêem-no como algo muito distante, sabe? Porquê incomodar agora, vamos esperar até mais perto da hora (Residente de albergue - Bairro C) (Shulman et al., 2018).

Também não é fácil para o pessoal de cuidados falar com os sem-abrigo sobre as suas preferências relativamente às necessidades de cuidados. Temem que isso lhes possa tirar a esperança ou dar-lhes uma falsa sensação de segurança se abordarem o assunto. Existe também a preocupação de que discutir a sua saúde futura tenha um impacto negativo no seu bem-estar emocional (Shulman et al., 2018). Os sem-abrigo justificaram a sua recusa em ter uma conversa deste tipo porque isso lhes traria recordações dolorosas. Por conseguinte, estar presente para a pessoa doente era visto como a coisa mais importante (De Veer et al., 2018).

Outro desafio na prestação de cuidados a doentes de cuidados paliativos sem-abrigo é o facto de estes terem dificuldade em confiar nas outras pessoas e, por conseguinte, desconfiarem intrinsecamente dos motivos dos outros (Webb et al., 2020). Devido à estigmatização, à difamação por parte dos profissionais e ao sentimento de não serem tratados de forma igual, existe uma falta de confiança nos profissionais, em particular. Como as pessoas sem-abrigo geralmente não aceitam apoio facilmente, têm ainda mais dificuldade em pedir ajuda devido às razões mencionadas. Além disso, os sem-abrigo também estão muito preocupados em manter a sua autonomia, que é diminuída se pedirem ajuda ou a aceitarem. Um participante num estudo do sector da prestação de cuidados também descreve como é difícil motivar os sem-abrigo a aceitar ajuda médica, como um rastreio somático anual (De Veer et al., 2018). No entanto, o problema não é apenas aceitar ajuda, mas muitas vezes também encontrar ajuda que este grupo populacional possa aceitar. As pessoas que recebem cuidados aperceberam-se de que os prestadores de cuidados de fim de vida introduziram políticas, como a política antidroga, que negam deliberadamente o acesso dos sem-abrigo a estes serviços. Também notaram que os sem-abrigo que consomem drogas foram classificados como perturbadores pela pessoa que trabalha na receção das instalações de cuidados de fim de vida e, por conseguinte, foram excluídos dos cuidados aí prestados. Este facto foi considerado discriminatório pelos prestadores de cuidados que participaram no estudo de McNeil et al. (2012). Este facto impediu este grupo populacional de aceder aos serviços e, ao mesmo tempo, aumentou a desigualdade de acesso ao sistema de cuidados em fim de vida (McNeil et al., 2012).

Um prestador de cuidados descreve esta situação no seguinte comentário:

É motivado pelo facto de o sistema de saúde ter falhado com essa população... Quando tentam aceder aos cuidados de saúde nas unidades de saúde convencionais, são vítimas de discriminação, desrespeito e maus cuidados (Enfermeira) (McNeil et al., 2012).

Mesmo no caso dos sem abrigo que têm cancro, é difícil conseguir um lugar num centro de cuidados paliativos. Os cuidadores notam que, mesmo que a pessoa sem-abrigo não consuma drogas, é um desafio conseguir um lugar num lar de idosos ou num hospício devido à idade geralmente jovem da pessoa em causa e ao curso imprevisível da doença. Um prestador de cuidados descreve (Shulman et al., 2018):

A última vez que tentei arranjar uma cama para um doente [sem-abrigo] num centro de cuidados paliativos, eles [o centro de cuidados paliativos] interrogaram-me. Queriam um prognóstico muito claro e foi porque a mulher que eu tinha mandado para lá antes, que pensávamos estar a morrer ... estava lá há meses porque não tinha para onde ir (Enfermeira especialista em cuidados paliativos hospitalares - Bairro B) (Shulman et al., 2018).

O curso da doença de um sem-abrigo também é difícil de prever, uma vez que a mudança da rua para um apartamento, por exemplo, ajuda a estabilizar o seu estado de saúde. Isto resulta numa melhoria temporária inesperada para as pessoas afectadas. Isto não se deve apenas à mudança, mas também aos cuidados que estas pessoas recebem no local. As pessoas afectadas são apoiadas na adesão a tratamentos médicos, têm subitamente uma mudança na sua alimentação, um ritmo regular de dia e noite e recebem atenção de outras pessoas. Como resultado, a saúde da pessoa melhora mais rapidamente do que seria de esperar se tivesse permanecido no seu ambiente anterior. O pessoal de cuidados nota que, logo que o estado de saúde melhora, os sem-abrigo tendem a regressar ao seu modo de vida habitual e ao seu ambiente familiar o mais rapidamente possível. Isto torna difícil para o pessoal obter uma boa visão do curso da doença, mas sublinha a forte vontade de viver das pessoas afectadas (De Veer et al., 2018).

(enfermeira do John): "Pensámos... isto não vai durar muito tempo. Mas, de uma forma ou de outra, ele voltou a recuperar. Foi internado no hospital e pensámos que era o fim. Mas depois... de repente... passados dois dias, voltou e estava na rua a consumir a sua heroína. Como se tivesse ressuscitado dos mortos... Nunca esquecerei a sua vontade de viver (De Veer et al., 2018)."

O forte desejo de consumir substâncias que causam dependência é outro problema na prestação de cuidados com o qual os profissionais têm dificuldade em lidar. As pessoas afectadas passam muito tempo a obter e a consumir substâncias aditivas, como o álcool ou as drogas. Consequentemente, os contactos sociais deste grupo populacional baseiam-se apenas em pessoas que também consomem substâncias aditivas. Este comportamento instrumental torna a comunicação com o pessoal de saúde difícil e impede um verdadeiro contacto social. No entanto, a comunicação também pode ser limitada por outras razões. As deficiências intelectuais, adquiridas ao longo de anos de dependência ou congénitas, bem como as doenças psiquiátricas, como a psicose, podem também limitar a comunicação. Esta situação compromete a continuidade dos cuidados e a relação com os profissionais que se esforçam por prestar cuidados e lembrar as pessoas das consultas médicas ou acompanhá-las ao hospital. Quando se perguntou aos profissionais como descreviam o comportamento difícil dos sem-abrigo, foram utilizados os seguintes termos: agressivo, desdenhoso, passivo, manipulador, violador de normas e de regras (De Veer et al., 2018).

As pessoas que vivem em situação de sem-abrigo não têm, normalmente, contactos sociais reais. A sua rede social é constituída por outros sem-abrigo com quem consomem diversas substâncias aditivas. Quando adoecem, esta rede social desaparece normalmente. As ligações familiares não existem ou são geralmente inexistentes devido a acontecimentos descritos pelas pessoas afectadas como dolorosos. Um sem-abrigo fala da ligação à sua irmã (De Veer et al., 2018):

"Negligenciei a sua vida inteira. Só lhe liguei quando estive na prisão. Depois mandei-a comprar um computador de jogos... esse tipo de coisas (William, sem-abrigo) (De Veeretal., 2018)."

Os cuidados psicossociais eram particularmente difíceis no fim da vida. Os cuidadores observaram que, quando a pessoa estava demasiado doente para sair do quarto ou passar algum tempo numa área comum, não havia tempo suficiente para ir ao quarto da pessoa e passar algum tempo com ela, para além dos cuidados básicos prestados e de lhe servirem comida. Observaram também que alguns profissionais não se aperceberam de que os cuidados psicossociais e espirituais fazem parte dos cuidados paliativos (De Veer et al., 2018).

3.5 Medos e desejos dos sem-abrigo relativamente aos seus cuidados paliativos

No estudo de Webb et al. (2020), os participantes sem-abrigo partilharam as suas experiências em matéria de cuidados paliativos. Também discutiram como gostariam de receber esses cuidados e do que têm medo. Em geral, os participantes não pensavam muito sobre a morte. No entanto, quase todos afirmaram que desejavam uma morte rápida e sem dor. Apenas um sem-abrigo disse que queria saber de antemão que ia morrer. Quando lhes foi perguntado se desejariam ajuda médica em caso de emergência, como uma paragem cardíaca, mais de metade dos participantes respondeu afirmativamente (Webb et al., 2020).

Outro grande desejo que é claramente reconhecível no estudo de Webb et al. (2020) é a manutenção da autonomia, que é muito importante para os participantes. Por exemplo, a maioria dos sem-abrigo que participiparam neste estudo referiram que recusam a medicação utilizada para tratar a ansiedade, por exemplo. A razão para tal é que não querem perder o controlo sobre si próprios. Para alguns participantes, também aconteceu que a sua liberdade pessoal foi restringida por estarem numa prisão ou numa ala psiquiátrica contra a sua vontade. Por este motivo, parece-lhes ainda mais importante manter o controlo e preservar a sua autonomia (Webb et al., 2020). No entanto, a medicação também coloca um problema por outro motivo. Se a pessoa sem-abrigo estiver alojada num albergue ou num abrigo de emergência, a gestão segura de medicamentos como os opiáceos é problemática. Além disso, morrer num albergue ou num abrigo de emergência é uma experiência desagradável para os outros residentes. Um sem-abrigo relata esta experiência. Seria um fator perturbador se tivéssemos de passar por estas pessoas no corredor. Ele descreve a situação da seguinte forma (Shulman et al., 2018):

É preciso passar por essas pessoas [que estão visivelmente mal]. Eles bloqueiam metade da escadaria, temos de passar por eles. É um bocado... na tua cara. Sim, faz parte da mobília. Mas perturba-me como pessoa ... (Residente de albergue - Bairro C) (Shulman etal., 2018).

Uma vez que é tão importante para os sem-abrigo serem independentes e manterem a sua autonomia, a ideia de se tornarem dependentes e de precisarem e aceitarem apoio é particularmente difícil para eles. Esta forma de dependência é muito temida pelos sem-abrigo, ainda mais do que a própria morte. A citação seguinte sustenta o medo dos sem-abrigo de perderem a autonomia e a necessidade de cuidados que lhe está associada (Webb et al., 2020).

'acabar na assistência social? É essa a minha ideia de inferno" (George - sem-abrigo) (Webb et al., 2020)

Outro receio das pessoas sem-abrigo entrevistadas neste estudo é serem esquecidas após a morte. Querem que as outras pessoas se lembrem deles e os considerem importantes. Para além disso, alguns também expressaram preocupações sobre o local onde irão morrer e o que lhes irá acontecer após a sua morte. O medo de morrer ao ar livre ou num local onde estejam sozinhos perturba os participantes no estudo. Um sem-abrigo afirmou que já tinha visto muitos sem-abrigo morrerem ao ar livre e que essa ideia o deixava nervoso. O chamado "enterro dos pobres" também é muito popular entre a população sem-abrigo. Trata-se de um enterro financiado por fundos públicos. O custo do enterro é geralmente um problema que pesa sobre os sem-abrigo. A solução para um sem-abrigo é (Webb et al., 2020):

"Ponham-me numa fogueira ... e ponham as cinzas numa lixeira municipal" (Justin - sem-abrigo) (Webb et al., 2020)

3.6 Estratégias de sobrevivência

A fé e o poder de Deus é um tema que é repetidamente mencionado pelos participantes. Este tema ajudou muitos a ultrapassar os momentos difíceis. Mas o humor e o riso também foram mencionados por quase todos os participantes do estudo como uma boa estratégia de sobrevivência. Uma preocupação espiritual que muitas pessoas sem-abrigo expressaram foi a questão do sofrimento. Por isso, especialmente no estudo de Webb et al. (2020), muitas perguntas "Porquê eu?" perguntas dos sem-abrigo nas entrevistas.

Porque é que *todos nós temos de passar por este sofrimento?" (Ray - sem-abrigo) (Webb et al., 2020)*

CAPÍTULO 4

4. Discussão

O objetivo deste estudo é realçar as experiências, percepções e desejos das pessoas sem-abrigo em relação aos seus cuidados paliativos e a visão do sector dos cuidados de saúde sobre isso. Foi utilizada a investigação qualitativa para responder à pergunta de investigação acima formulada. Além disso, os pontos fortes e fracos deste trabalho e as recomendações para investigação futura são discutidos neste capítulo.

Os cuidados paliativos para as pessoas sem-abrigo são uma questão muito complexa. Há muitas experiências e desejos diferentes das pessoas sem-abrigo no que diz respeito aos seus cuidados paliativos. A perspetiva dos cuidados também traz consigo algumas novas perspectivas. Apesar dos diferentes pontos de vista, os resultados dos estudos incluídos podem ser resumidos em cinco categorias. São elas: "Local preferido para morrer", "Acesso aos cuidados paliativos e às instalações de cuidados", "Desafios nos cuidados paliativos dos doentes sem-abrigo", "Medos e desejos dos sem-abrigo relativamente aos seus cuidados paliativos" e "Estratégias de sobrevivência".

O local da morte é uma questão importante para as pessoas sem-abrigo. Eles querem morrer num lugar onde se sintam confortáveis e aceites. Uma pessoa mencionou um abrigo de emergência como exemplo. (Webb et al., 2020). Os hospitais, por outro lado, são terrivelmente assustadores para este grupo populacional, razão pela qual tendem a evitá-los (Shulman et al., 2018). O acesso a cuidados paliativos e a instalações de cuidados é um desafio para as pessoas sem-abrigo (Shulman et al., 2018; De Veer et al., 2018; McNeil et al., 2012). Há uma falta de instalações de cuidados paliativos, mas também uma falta de vontade por parte dos lares de idosos e dos hospícios para aceitar estas pessoas e prestar-lhes cuidados paliativos (Shulman et al., 2018; De Veer et al., 2018). Outro desafio é o desejo de consumir substâncias aditivas que muitos sem-abrigo apresentam. Este facto dificulta a comunicação com os profissionais e também leva a comportamentos discriminatórios em relação a eles (De Veer et al., 2018; McNeil et al., 2012). O curso imprevisível da doença e o desejo de regressar ao seu modo de vida habitual o mais rapidamente possível também dificultam os cuidados (De Veer et al., 2018). É particularmente importante para as pessoas sem-abrigo levar uma vida autodeterminada. A necessidade de cuidados e a perda de autonomia associada, bem como o medo de serem esquecidos, são particularmente temidos (Webb et al., 2020). No entanto, como as pessoas sem-abrigo vivem um dia de cada vez, também dão pouca ou nenhuma atenção às preferências futuras em relação aos seus cuidados paliativos (Shulman et al., 2018).

Os sem-abrigo têm receio de vir a necessitar de cuidados e, assim, perder a sua autodeterminação (Webb et al., 2020). Também têm dificuldades em aceder aos cuidados, tal como as instituições de cuidados têm dificuldades em prestar-lhes cuidados. Além disso, as pessoas sem-abrigo perderam frequentemente a confiança nos profissionais devido a traumas passados ou sentem que não são tratadas de forma igual ou são estigmatizadas (De Veer et al., 2018). A investigação de Canavan et al. (2012) e Klop et al. (2018) mostra que existem, de facto, preconceitos contra a população sem-abrigo nos serviços de saúde. Outro estudo também mostra que os serviços sociais e as instalações de cuidados são frequentemente incapazes de cuidar adequadamente dos pacientes sem-abrigo com os seus problemas múltiplos e complexos (Schout et al., 2011). Enquanto os hospitais são mais capazes de satisfazer as necessidades físicas dos sem-abrigo que estão a morrer, os lares residenciais são mais capazes de satisfazer as necessidades emocionais e têm mais experiência em cuidar de pessoas que vivem em situação de sem-abrigo (Shulman et al., 2018). Uma das razões para isto é que os lares e os hospitais não têm as competências necessárias para cuidar de pessoas sem-abrigo. No entanto, os abrigos para pessoas sem-abrigo carecem de conhecimentos especializados e de opções de cuidados paliativos (Hudson et al., 2016).

O curso imprevisível da doença das pessoas sem-abrigo (Shulman et al., 2018; De Veer et al., 2018) devido a uma mudança súbita do seu local de residência, por exemplo, ao mudarem-se da rua para um apartamento, coloca uma dificuldade adicional na determinação da necessidade de cuidados. A mudança pode alterar rapidamente o estado de saúde e, consequentemente, a necessidade de cuidados. Por conseguinte, é difícil prever a evolução das necessidades de cuidados (De Veer et al., 2018). Estudos realizados por Schanzer et al. (2007) confirmam a melhoria significativa do estado de saúde depois de uma pessoa se mudar para um ambiente protegido (Schanzer et al., 2007).

4.1 Avaliação crítica da qualidade dos estudos incluídos

Os estudos incluídos são analisados criticamente neste capítulo. Dos quatro estudos incluídos, um foi classificado como bom, dois como três e um como quatro. Em geral, foram identificadas algumas descrições ou explicações inadequadas, que serão objeto de uma análise crítica.

No estudo de Shulman et al. (2018), não existe uma pergunta de investigação, mas dois objectivos claramente formulados. Os participantes foram selecionados de acordo com a pergunta de investigação. Os antigos e actuais sem-abrigo foram recrutados pelo pessoal dos abrigos para sem-abrigo e dos centros de dia. Como aspeto negativo, o estudo não contém informações sobre como se processou exatamente o recrutamento ou se foram incluídos todos os que cumpriam os critérios de elegibilidade. Seria desejável uma maior transparência neste domínio. Além disso, os profissionais de saúde e de assistência social foram recrutados através de uma ligação profissional existente com a equipa de investigação. Isto significa que o processo de seleção deixou de ser objetivo. Também não foi possível determinar o número exato de participantes no estudo. A secção de resultados do estudo menciona 127 participantes, enquanto o resumo menciona 126 participantes. A ausência de uma pessoa nunca é mencionada em todo o estudo. Os dados foram recolhidos através de entrevistas semi-estruturadas e grupos de discussão. No entanto, o estudo não menciona a composição destes grupos de discussão ou quantos participantes por grupo profissional ou grupo populacional participaram num grupo de discussão. Por exemplo, um número demasiado elevado de pessoas por grupo resultaria num tempo de intervenção demasiado reduzido, o que poderia levar a uma limitação do número de participantes.

O estudo não faz referência às perspectivas representadas. De igual modo, as questões colocadas nas entrevistas não são mencionadas no estudo. Outra lacuna deste estudo é o facto de não se saber se a saturação dos dados foi ou não alcançada após as dez entrevistas individuais semi-estruturadas e os 28 grupos de discussão. Por conseguinte, também não é possível dizer se se perderam informações valiosas ou se nunca foram recolhidas. Como nota positiva, os resultados foram confirmados e existe um consenso no seio da equipa de investigação. Os resultados foram também validados pelos participantes no estudo.

O estudo de De Veer et al. (2018) foi classificado como bom e teve apenas pequenas deficiências. Como nota positiva, a recolha de dados foi efectuada até à saturação dos dados. Isto foi conseguido após a realização de 52 entrevistas detalhadas com pessoas de diferentes profissões ou grupos populacionais (pessoas sem-abrigo, assistentes sociais, médicos, pessoal de enfermagem qualificado, assistentes de cuidados, coordenadores de habitação protegida) sobre 19 casos de pessoas sem-abrigo. Outro fator positivo é o facto de as questões colocadas nas entrevistas serem mencionadas no estudo. O recrutamento dos participantes também é descrito em pormenor. A única crítica é que a pessoa de contacto que abordou os sem-abrigo não é descrita. Além disso, dois dos investigadores foram brevemente descritos e as suas experiências em investigação qualitativa também foram discutidas. Outro aspeto positivo deste estudo é o facto de ter havido consenso no seio da equipa de investigação e de a validação ter ocorrido sob a forma de dois grupos de discussão. É de salientar que os dois grupos de discussão tiveram onze participantes cada. Dos onze participantes, dez eram profissionais e um era representante de um grupo de sem-abrigo. Uma melhor distribuição dos participantes teria sido vantajosa para garantir a validação exacta de todas as afirmações feitas anteriormente. Globalmente, o estudo apresenta apenas pequenas lacunas e os seus resultados são fiáveis.

O estudo de Webb et al. (2020) tem uma falha importante e várias falhas menores. Os participantes neste estudo foram selecionados de acordo com a pergunta de investigação, mas o resultado não é transferível para todos os sem-abrigo do Reino Unido, uma vez que os investigadores impuseram uma restrição linguística. Apenas os sem-abrigo com conhecimentos suficientes de inglês foram autorizados a participar no estudo. Outro aspeto negativo deste estudo é o facto de as perguntas exactas utilizadas nas entrevistas não serem mencionadas no estudo. Existe apenas um programa de entrevistas com quatro secções que foi utilizado como guia de entrevista. Os tópicos destas quatro secções são conhecidos e são brevemente mencionados no estudo. Outra crítica a este estudo é o facto de não ter havido validação por parte dos participantes, nem é mencionada no estudo qualquer informação relativa ao consenso no seio da equipa de investigação. Como nota positiva, a recolha de dados foi efectuada até se atingir um nível suficiente de informação e um elevado grau de significado.

O estudo de McNeil et al. (2012) apresenta algumas lacunas. Por exemplo, os participantes foram identificados de acordo com a pergunta de investigação, mas não foi mencionado como exatamente foram identificados. Não se sabe exatamente como foi feita a identificação e quais os critérios que tinham de ser cumpridos, para além de a pessoa trabalhar na área da saúde e dos cuidados sociais e estar envolvida nos cuidados a pessoas sem-abrigo em fim de vida. Teria sido desejável um procedimento mais transparente neste domínio. Outro aspeto negativo a mencionar é o facto de não terem sido recolhidos dados até ao ponto de saturação, o que significa que podem não ter sido recolhidas impressões importantes. Além disso, não houve validação por parte dos participantes no estudo. Como nota positiva, o estudo apresenta uma versão abreviada das diretrizes utilizadas para as entrevistas, sob a forma de um quadro. No entanto, as perguntas exactas da entrevista não são mencionadas. Além disso, os dados foram analisados com muito cuidado e foi dada atenção à credibilidade das categorias formadas. Aquando da revisão do quadro de codificação, houve também sempre o cuidado de chegar a um consenso.

4.2 Limitações e pontos fortes deste trabalho

A força desta tese de licenciatura pode ser vista na pesquisa bibliográfica de base alargada, que foi realizada entre outubro de 2023 e fevereiro de 2024. Este processo de pesquisa foi complementado por uma pesquisa manual e uma pesquisa nas listas de referência para publicações adequadas. Além disso, a estrutura deste trabalho baseia-se num processo sistemático. A formação de grupos temáticos de acordo com as diretrizes de Thomas e Harden (2008) também pode ser vista como um ponto forte deste trabalho. Para garantir que os estudos qualitativos incluídos nesta revisão são credíveis, aplicáveis e significativos, a sua qualidade metodológica foi analisada. Para o efeito, foi utilizada a ficha de avaliação de Behrens e Langer (2010).

A avaliação dos estudos pode ser vista como uma limitação, uma vez que foi efectuada apenas pelo autor e podem ter sido ignoradas fontes de erro relevantes. Além disso, a restrição linguística dos estudos incluídos a estudos em alemão e inglês representa apenas uma limitação. Consequentemente, estudos relevantes noutras línguas podem não ter sido tidos em conta.

Outra limitação prende-se com o facto de os sistemas de saúde dos países em que os estudos foram realizados (Reino Unido, Canadá, Países Baixos) não serem facilmente comparáveis com o sistema de saúde austríaco. Por conseguinte, os resultados só são transferíveis para a população sem-abrigo na Áustria até certo ponto. Além disso, durante o processo de seleção dos estudos incluídos nesta tese, algumas publicações tiveram de ser excluídas. A razão para tal é que, em algumas publicações, não havia uma distinção clara entre pessoas sem-abrigo, pessoas em situação de habitação instável e pessoas sem-abrigo. Uma vez que esta tese se centra apenas nas pessoas sem-abrigo, os estudos em que não havia uma definição clara da população estudada tiveram de ser excluídos desta tese de licenciatura.

4.3 Recomendações para investigação futura

As pessoas sem-abrigo têm uma perceção diferente dos seus cuidados paliativos. O sector dos cuidados de saúde também tem opiniões diferentes sobre este tema. As pessoas sem-abrigo são negligenciadas em algumas áreas ou não recebem tratamento adequado. Além disso, lidar com eles é muitas vezes difícil, uma vez que o seu comportamento pode ser desafiante. No entanto, também eles têm desejos, medos e necessidades individuais que têm de ser explorados e compreendidos para melhorar os seus cuidados paliativos (Shulman et al., 2018; De Veer et al., 2018; Webb et al., 2020; McNeil et al., 2012).

A fim de colmatar as lacunas existentes nos cuidados de saúde, é necessária mais investigação para se ter uma ideia da dimensão do problema. Recomenda-se uma abordagem qualitativa e quantitativa. Isto permitiria explorar novas propostas para colmatar as lacunas e depois testá-las utilizando um método quantitativo.

Seria também necessário realizar uma investigação qualitativa noutros países para obter uma melhor visão geral dos cuidados paliativos para as pessoas sem-abrigo na Europa. Além disso, os resultados poderiam ser melhor comparados e os sistemas de saúde poderiam trocar informações entre si, a fim de melhorar a situação dos cuidados paliativos para os sem-abrigo e facilitar o acesso aos serviços de saúde para este grupo populacional. Acima de tudo, a investigação na Áustria é urgentemente necessária, uma vez que até à data não foi efectuada qualquer investigação sobre este tema na Áustria.

Já existem provas de que as intervenções que exigem a elaboração de resumos dos doentes são uma abordagem eficaz para responder às necessidades das pessoas sem-abrigo na sua fase final de vida. No entanto, é necessária mais investigação para verificar a eficácia desta intervenção. Também é importante considerar se esta intervenção foi aceite pelas pessoas sem-abrigo, uma vez que estas estão frequentemente menos preocupadas com as preferências futuras em relação aos seus cuidados paliativos e vivem mais no aqui e agora.

4.4 Recomendações para a prática

Com base nas percepções, experiências e desejos das pessoas sem-abrigo e dos prestadores de cuidados sobre os cuidados paliativos para as pessoas sem-abrigo, obtidas através desta revisão, podem ser derivadas recomendações significativas para a prática.

Os sem-abrigo têm uma confiança reduzida no sistema de saúde e, por isso, evitam frequentemente os estabelecimentos de saúde. Para as pessoas que são ou foram afectadas pela situação de sem-abrigo, é fácil estabelecer contacto com outras pessoas sem-abrigo. Por isso, há que ter o cuidado de assegurar que os sem-abrigo falem uns com os outros sobre as suas necessidades de cuidados paliativos. No entanto, isto só é possível se partilharem experiências positivas, por exemplo, no hospital. Assim, os sem-abrigo deixam de ter medo e desconfiança em relação ao sistema de saúde e ficam mais dispostos a pedir ajuda ou a admitir que precisam de ajuda e a aceitá-la ativamente.

Outro ponto importante que precisa de ser melhorado na prática é a formação do pessoal. É dada muito pouca atenção ao comportamento desafiante dos sem-abrigo e às suas necessidades especiais, especialmente durante a formação. Como resultado, a atitude negativa do pessoal em relação aos sem-abrigo está a aumentar. É importante aprender a lidar com os sem-abrigo que necessitam de cuidados paliativos durante a sua formação. No entanto, não se trata apenas de lidar com os doentes em si, mas também de lidar com as dependências neste contexto e com a medicação paliativa associada que deve ser integrada na formação.

Os debates sobre as ideias futuras em matéria de cuidados paliativos são raros, o que pode ser atribuído a várias causas. Para contrariar este facto, estas discussões deveriam ser realizadas mais cedo, de modo a mudar o foco da pessoa sem-abrigo. Em geral, as perguntas não devem ser feitas apenas sobre o fim da vida. Em vez disso, o foco deve ser perguntar sobre os desejos e as decisões relativas ao futuro. Desta forma, a pessoa sem-abrigo não se sente apenas negativa e pode estar mais disposta a falar sobre as suas preferências.

CAPÍTULO 5

5. Conclusão

Os cuidados paliativos têm por objetivo melhorar a qualidade de vida dos doentes e das suas famílias, aliviando o sofrimento e reconhecendo e tratando a dor e outros problemas físicos e psicossociais numa fase precoce. No entanto, tem sido demonstrado que as pessoas sem abrigo têm um acesso reduzido a estes cuidados. Há muitas razões para este facto. Por um lado, a sociedade e os serviços de saúde dificultam-lhes o acesso a esses cuidados. Além disso, são repetidamente estigmatizados e denegridos pelo público em geral. Por outro lado, é um desafio cuidar dos doentes paliativos sem-abrigo. Muitas vezes, não confiam no sistema de saúde e, por isso, têm relutância em aceitar ajuda. A imprevisibilidade da evolução da doença torna ainda mais difícil lidar com este grupo populacional. As suas necessidades de cuidados podem mudar rapidamente devido a uma alteração da sua localização e do seu estilo de vida, o que torna difícil planear com antecedência. Além disso, a sua vontade de regressar ao ambiente e ao estilo de vida familiares o mais rapidamente possível não é um requisito para a prestação de cuidados. As dependências também são comuns entre os sem-abrigo e podem ter um impacto negativo adicional nos cuidados paliativos e dificultar o acesso aos mesmos. Além disso, é difícil informar-se antecipadamente sobre os seus desejos, uma vez que não pensam muito neles e, normalmente, não querem abdicar deles. Estão demasiado ocupados a viver um dia de cada vez.

Em resumo, os cuidados paliativos para os sem-abrigo precisam de ser melhorados para satisfazer todas as suas necessidades e dar-lhes igual acesso aos serviços de cuidados paliativos. Esta tese tem como objetivo explorar e compreender melhor as experiências, percepções e aspirações das pessoas sem-abrigo e dos prestadores de cuidados em relação aos cuidados paliativos para as pessoas sem-abrigo, a fim de desenvolver formas de melhorar os seus cuidados paliativos.

Bibliografia

Behrens, J., Langer, G. (2010). Enfermagem e cuidados baseados na evidência. http://www.medizin.uni-halle.de/index.php?id=572

Behrens, J., Langer, G. (2022). Enfermagem e cuidados baseados na evidência. Métodos e ética da prática de enfermagem e investigação em serviços de saúde. (5ª edição). Hogrefe. https://www.hogrefe.com/at/shop/evidence-based-nursing-and- caring-94218.html

Bethan, T. (2012). Homelessness kills: An analysis of the mortality of homeless people in early twenty-first century England. https://www.crisis.org.uk/media/236799/crisis_homelessness_kill s_es2012.pdf

Booth, A., Sutton, A. & Papaioannou, D. (2016). Abordagens sistemáticas para uma revisão de literatura bem-sucedida. InSAGE Publications (2ª ed.). SAGE Publications Ltd. https://www.researchgate.net/publication/235930866

Canavan, R., Barry, M. M., Matanov, A., Barros, H., Gabor, E., Greacen, T., Holcnerova, P., Kluge, U., Nicaise, P., Moskalewicz, J., Diaz-Olalla, J. M., Straftmayr, C., Schene, A. H., Soares, J., Gaddini, A., Priebe, S. (2012). Prestação de serviços e barreiras à prestação de cuidados a pessoas sem-abrigo com problemas de saúde mental em 14 capitais europeias, doi: 10.1186/1472-6963-12-222

Cooke, A., Smith, D" & Booth, A. (2012). Para além do PICO: A ferramenta SPIDER para a síntese de provas qualitativas. *Quality Health Research, 22*(10), 1435-1443. doi: 10.1177/1049732312452938

De Veer, A. J. E., Stringer, B., Van Meijel, B., Verkaik, R., Francke, A. L. (2018). Acesso a cuidados paliativos para pessoas sem-abrigo: vidas complexas, cuidados complexos, doi: 10.1186/s12904-018-0368-3

Comissão Europeia. (n.d.). Sem-abrigo. https://ec.europa.eu/social/main.jsp?catld=1061&langld=de

Observatório Europeu da Droga e da Toxicodependência. (2023). Os sem-abrigo e a droga: respostas sociais e de saúde. https://www.emcdda.europa.eu/publications/mini- guides/homelessness-and-drugs-health-and-social- responses_en#section1

FEANTSA. (2005). ETHOS. Tipologia europeia dos sem-abrigo, sem-abrigo e habitação precária https://www.feantsa.org/download/at 6864666519241181714.

Pdf Gerhard, C. (2015). Praxiswissen Palliativmedizin: Konzept für unterschiedlichste palliative Versorgungssituationen(1ª ed.). Thieme, https://doi.org/10.1055/b-002-101345

Gabinete da Comissão de Bioética. (2015). Morrer na morte. Recomendações para o acompanhamento e os cuidados das pessoas em fim de vida e questões conexas https://www.bundeskanzleramt.gv.at/themen/bioethikkommission/ publikationen- bioethik.html

Ligação com os sem-abrigo. (2014). O estado insalubre dos sem-abrigo: resultados da auditoria de saúde 2014. https://homelesslink-1b54.kxcdn.com/media/documents/The_unhealthy_state_of_ho melessness_FINAL_1.pdf

Hospice Áustria. (2015). Hospice e Cuidados Paliativos na Áustria - Factos e Números. https://www.parlament.gv.at/dokument/XXV/SNEK/670/imfname_ 381669.pdf

Hudson, B. F., Flemming, K., Shulman, C., Candy, B. (2016). Desafios ao acesso e prestação de cuidados paliativos a pessoas sem-abrigo: uma revisão sistemática da investigação qualitativa. doi:10.1186/s12904-016-0168-6

Conselho Internacional de Enfermeiros. (2021). Código de Ética do ICN para Enfermeiros. https://oegkv.at/site/assets/files/10525/icn- ethik-kodex_broschuere_12-2021_fuer_web.pdf

Klop, H. T, Evenblij, K" Gootjes, J. R. G" De Veer, A. J. E" Onwuteaka-Philipsen, B. D. (2018). Evitar os cuidados entre os sem-abrigo e o acesso aos cuidados: um estudo de entrevista entre cuidadores espirituais, pastores de rua, trabalhadores de rua e ex-sem-abrigo, doi: 10.1186/s12889-018-5989-1

Lamb, J., Bower, P., Rogers, A. (2012). [1]Acesso à saúde mental nos cuidados primários: uma meta-síntese qualitativa de evidências da experiência de pessoas de 'grupos difíceis de alcançar, doi: 10.1177/1363459311403945

McNeil, R., Guirguis-Younger, M., Dilley, L. (2012). Recommendations for improving the end-of-life care system for homeless populations: A qualitative study of the views of Canadian health and social services professionals, doi: 10.1186/1472-684X-11-14

Moher D, Liberati A, Tetzlaff J, Altman DG, The PRISMA Group (2009). Preferred Reporting Items for Systematic Reviews and MetaAnalyses: The PRISMA Statement. PLoS Med 6(7): e1000097. doi:10.1371/journal.pmed1000097

Mohr, M. (2024).Wohnungslose in Osterreich bis 2021. https://de.statista.com/statistik/daten/studie/958894/umfrage/wohnungslose-in-oesterreich/#:~:text=Wohnungslose%20in%20%C3%96sterreich%20bis%202021&text=Im%20Jahr%202021%20wurden%20in%20%C3%96sterreich%2019.450%20Wohnungslose%20registriert t

Rosenberg, M. (2016). Cuidados paliativos: Qualidade de vida no fim da vida. Pflege.de. https://www.pflege.de/altenpflege/palliativpflege/

Schanzer, B., Dominguez, B., Shrout, P. E., Caton, C. L. M. (2007). Homelessness, health status and health care use. doi:10.2105/AJPH.2005.076190

Schout, G., de Jong, G., Zeelen, J. Para além da fuga aos cuidados e da paralisia dos cuidados: teorizar os cuidados públicos de saúde mental.

Sociologia. (2011). doi:10.1177/0038038511406591

Shulman, C., Hudson, B. F., Low, J., Hewett, N., Daley, J., Kennedy, P., Davis, S., Brophy, N., Howard, D., Vivat, B., Stone, P. (2018). Cuidados em fim de vida para pessoas sem-abrigo: uma análise qualitativa que explora os desafios ao acesso e à prestação de cuidados paliativos. 36-45. doi: 10.1177/0269216317717101

Estatísticas da Áustria. (2023). https://www.wko.at/statistik/Extranet/Langzeit/Lang- Esperança de vida.pdf

Thomas, J. & Harden, A. (2008). Métodos para a síntese temática da investigação qualitativa em revisões sistemáticas. BMC Medical Research Methodology, 8(1). https://doi.org/10.1186/1471-2288- 8-45

Webb, W. A., Mitchell, T" Snelling, P" Nyatanga, B. (2020). A vida é difícil e depois você morre: as prioridades de fim de vida das pessoas que vivem em situação de rua no Reino Unido. 120-132. doi: 10.12968/ijpn.2020.26.3.120

Organização Mundial de Saúde. (2002). Definição de Cuidados Paliativos da OMS 2002. https://www.dgpalliativmedizin.de/images/stories/WHO_Definition _2002_Palliative_Care_english-german.pdf

Apêndice

Avaliação crítica de um estudo qualitativo

Fonte:

Questão de investigação:

Credibilidade

1. **A questão de investigação foi claramente formulada?** O tema de investigação foi discutido no seu ambiente? Os objectivos do estudo foram definidos?
2. **Que conceção qualitativa foi escolhida e por que razão?** por exemplo, etnografia, teoria fundamentada, fenomenologia
3. **Foi efectuada uma pesquisa bibliográfica?** Em que momento da investigação? Justificação?
4. **Os participantes foram selecionados de acordo com a pergunta de investigação e a seleção foi justificada?** Como foi feita a seleção?
5. **Os participantes, o seu ambiente e os investigadores foram suficientemente descritos?** Também a perspetiva do investigador?
6. **A recolha de dados foi descrita em pormenor?** Método de recolha de dados?
7. **Como é que os dados são analisados?** Códigos, padrões, temas? Compreender a hermenêutica
8. **Os dados foram recolhidos até ao ponto de saturação?** Se não, porquê?

Significado

9. **Os resultados são pormenorizados e compreensíveis?** Processo transparente desde a recolha de dados até ao desenvolvimento do tema? Citações?
10. **Os resultados foram confirmados?** Consenso na equipa de investigação? Validação pelos participantes?

Aplicabilidade

11. **Os resultados do estudo ajudam-me a compreender melhor as**

pessoas estudadas no seu ambiente?

12. Existem possibilidades concretas de aplicação?

Classificação da credibilidade (prevenção de preconceitos): 1-2-3-4-5 - 6

http://www.medizin.uni-halle.de/index.php?id=572 V 1.1 de: Behrens, J., & Langer, G.

(2010): Enfermagem e cuidados baseados na evidência. Hans Huber: Berna.

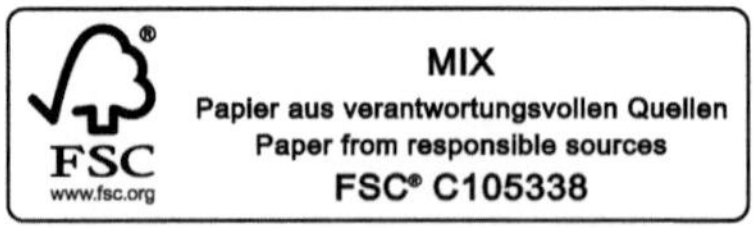

Printed by Books on Demand GmbH, Norderstedt / Germany